Comité permanent d'étude pour la préservation de la cécité et l'Assistance aux Aveugles.

Le service ophtalmologique

de l'Assistance médicale gratuite

Ses rapports avec la loi de 1893

Rapport présenté par le Dr Cosse au nom de la première sous-Commission

Si nous consultons les statistiques, même les plus récentes, qui sont dressées sur les causes de la cécité dans notre pays, nous sommes frappés du nombre d'aveugles qui auraient pu échapper à leur triste infirmité s'ils avaient reçu *à temps* les soins nécessaires.

Si, d'autre part, nous questionnons les oculistes chargés des services ophtalmologiques des grandes cliniques ou des hôpitaux, nous sommes tristement frappés par cette pénible déclaration qu'ils sont unanimes à nous faire : que nombre de leurs malades auraient pu guérir qui deviendront aveugles parce qu'ils leur sont adressés *trop tard.*

Aussi, bien que cela ait été dit à maintes reprises, nous ne craignons pas d'affirmer encore une fois de plus que la première des mesures à prendre pour prévenir la cécité est *d'assurer aux ophtalmiques les soins du médecin-oculiste le plus rapidement possible.*

Or, si les malades aisés peuvent d'eux-mêmes réclamer les soins de l'oculiste dès le début de leur affection oculaire, il n'en est plus de même pour la catégorie si intéressante des assistés. Ici, la **Société** qui, dans un bel élan de solidarité, a assuré, par la loi de 1893, les soins de « tout Français malade, privé de ressources », a, par cela même, assumé la responsabilité de ces soins. Aussi, il nous paraît indispensable que, dans le cas particulier des ophtalmiques, la Société mette les nécessiteux à même de recevoir, eux aussi, dès le début de leur maladie, les soins spéciaux d'un médecin-oculiste.

Cela est-il possible dans l'état actuel de la loi de 1893, c'est ce que nous allons examiner ici.

Tout d'abord, *en pratique,* comment les ophtalmiques sont-ils soignés actuellement?

Un malade assisté souffre des yeux. Il s'adresse au médecin chargé du Service d'assistance et celui-ci, ceci dit sans aucune pensée critique de ma part, souvent avec beaucoup plus de dévouement que de compétence, le soigne pendant un temps plus ou moins long.

Si l'affection est bénigne, le malade guérira. Mais, souvent l'affection bénigne au début, est devenue grave et lorsque l'envoi à la clinique ophtalmologique aura été décidé, que de fois ne sera-t-il pas trop tard !

Or, il ne faudrait pas croire que le médecin traitant est le seul responsable de ce retard dans l'envoi du malade au spécialiste. Souvent même, il aura tenté d'adresser l'ophtalmique dès le début à l'oculiste et il se sera heurté à des difficultés diverses provenant soit du maire de la commune, soit même du malade.

Que se passe-t-il, en effet, lorsque le médecin de l'assistance déclare que tel assisté est atteint d'une affection oculaire qui nécessite des soins spéciaux?

Le maire n'a d'autre ressource que d'envoyer ce malade à la clinique ophtalmologique vers laquelle il est coutume de diriger les ophtalmiques dans sa commune. Là, le malade sera hospitalisé pendant le temps plus ou moins long nécessaire au traitement de sa maladie. Et alors, dans ce cas, non seulement le maire hésite à engager les fonds communaux pour cette hospitalisation, mais encore le malade lui-même ne se résoud qu'à la dernière limite à quitter les siens pour plusieurs jours sinon plusieurs semaines. Pendant toutes ces hésitations, le temps passe et la maladie fait des progrès incessants !

Or, si au lieu de l'hospitalisation, qui est actuellement le seul mode d'assistance médical offert aux ophtalmiques, il était simplement possible d'adresser *en consultation* le malade à l'oculiste le plus proche, les difficultés très réelles que je viens de signaler disparaîtraient.

Avec ce service de consultations mis à la disposition des assistés, l'ophtalmique, au lieu de consulter le médecin ordinaire de l'assistance, ira réclamer les soins du médecin oculiste le plus proche de sa résidence. Il recevra de ce spécialiste les indications nécessaires pour son traitement à domicile. Si les soins à domicile sont insuffisants, l'oculiste délivrera un certificat établissant la nécessité de l'hospitalisation.

Les avantages de ce nouveau système sont les suivants :

1° L'ophtalmique assisté, sachant qu'il a le droit de consulter un médecin oculiste, tiendra d'emblée à user de ce droit et ainsi sera réalisé le double desideratum des soins précoces et du médecin compétent ;

2° Le médecin ordinaire de l'assistance, soucieux de sa réputation, sera heureux de se débarrasser des affections oculaires pour lesquelles il se sent souvent incompétent et insistera pour que l'oculiste soit immédiatement consulté ;

3° Les malades atteints d'affections peu graves pouvant se soigner à domicile, il en résultera une économie notable de frais d'hospitalisation. Les maires redoutant moins ces frais, opposeront moins de résistance à faire soigner le malade par le spécialiste. La responsabilité du traitement à domicile écartera moins le malade des soins de l'oculiste, car souvent l'obligation de quitter les siens pendant un temps indéterminé est la cause principale de son hésitation ;

4° Dans les cas d'affections graves, le spécialiste consulté dès son début conseillera à temps l'hospitalisation du malade ;

5° Ainsi soignés à temps par des médecins compétents, les ophtalmiques feront moins d'aveugles et la très minime dépense de ce service de consultation sera vite et largement compensée par une très réelle économie sur le budget de l'assistance aux incurables.

Nous sommes fermement convaincu que ce système ne donnera que d'excellents résultats et que, plus que tout autre, il fera disparaître les difficultés de toutes sortes qui, actuellement, reculent dans des limites néfastes pour leur guérison le traitement des ophtalmiques assistés par des médecins particulièrement compétents.

Reste à savoir si ce service de consultations ophtalmologiques est compatible avec le fonctionnement de la loi du 15 juillet 1895.

Tout d'abord, il nous paraît nécessaire de rechercher ce que les départements ont fait dans cet ordre d'idées et d'analyser les réponses adressées par les préfets à la direction de l'assistance et de l'hygiène publiques à la circulaire ministérielle demandant « si le règlement départemental à la loi d'assistance médicale gratuite contient des dispositions spéciales concernant les maladies des yeux, et si oui, quelles sont ces mesures ».

C'est avec une très réelle satisfaction que

nous avons constaté qu'un grand nombre de départements ont fait entrer dans la nomenclature la fourniture de lunettes aux enfants d'âge scolaire ainsi que notre Comité en avait émis le vœu.

En ce qui concerne l'organisation d'un service spécial pour le traitement des maladies des yeux, nous devons reconnaître que presque toujours les préfets répondent que le règlement départemental n'a prévu aucune disposition particulière et que les ophtalmiques sont soignés au même titre que tous les autres malades.

Certains départements ont cependant prévu l'envoi de ces malades à des spécialistes en fixant les tarifs d'honoraires alloués à ces médecins. Tels les Bouches-du-Rhône (pour certaines opérations), la Charente, les Côtes-du-Nord, l'Orne, les Hautes-Pyrénées.

La Marne et le Haut-Rhin ont fixé le prix des consultations au cabinet du spécialiste.

L'Aube a mis la question à l'étude et un tarif sera proposé à la prochaine session du Conseil général.

Le Cantal et le Morbihan ont désigné des cliniques particulières où peuvent être hospitalisés les assistés.

L'Aube, le Calvados, la Drôme, la Loire-Inférieure, le Nord et les Deux-Sèvres font soigner les ophtalmiques assistés en consultations par des oculistes lorsque l'hospitalisation n'est pas nécessaire.

La Loire-Inférieure et le Nord prennent à leur charge les frais de déplacement des malades. A ce sujet, le Préfet du Nord s'exprime

ainsi : « Les malades indigents, atteints d'affec-
« tions oculaires, sont dirigés, par voie ferrée,
« au moyen de réquisitions qui leur sont four-
« nies par mon administration, ou, en cas
« d'urgence, par MM. les Maires, sur les
« grands hôpitaux du département qui pos-
« sèdent des cliniques ophtalmologiques. Ils y
« reçoivent gratuitement les soins des méde-
« cins spécialistes qui leur remettent une
« ordonnance destinée à leur permettre de
« suivre un traitement *à domicile*. Les indi-
« gents font exécuter cette ordonnance par le
« pharmacien de leur choix et au compte du
« service de l'assistance médicale gratuite.
« Selon les indications qui leur ont été don-
« nées par le médecin, les assistés reviennent
« périodiquement à la clinique jusque à gué-
« rison complète. Ils ne sont hospitalisés que
« s'ils doivent subir une opération chirurgi-
« cale. »

Ces précédents sont pour nous des indications précieuses, car ils nous permettent d'es-
pérer que ce que certains départements ont
déjà fait, d'autres pourront le faire dans l'ave-
nir.

Nous avons lu et relu attentivement la loi
de 1893 et nous n'avons rien trouvé qui soit
en opposition avec ce service de consultations
ophtalmologiques.

L'article 4 de la loi donne aux Conseils
généraux pleins pouvoirs pour organiser le service départemental d'assistance médical, c'est
donc auprès de ces assemblées que nous devrons
agir. Comment cela est-il possible? Nous

l'ignorons, mais nous ne doutons pas que notre
distingué Président nous en donnera les
moyens. En tous cas, si nous ne pouvons
faire mieux, je crois qu'il nous sera toujours
possible de faire transmettre nos vœux à titre
d'indications à ces Assemblées.

Une objection importante nous sera faite.
Quelles seront les dépenses qu'entraînera cette
organisation ?

Ces dépenses peuvent être classées dans les
trois chapitres suivants :

1° Honoraires des oculistes ;

2° Frais pharmaceutiques ;

3° Frais de déplacements des malades.

Les deux premiers chapitres ne constituent
pas à proprement parler des dépenses nouvelles
puisque acutellement les ophtalmiques non
hospitalisés sont soignés par les médecins
ordinaires de l'assistance au même titre que
les autres malades. Les médicaments leur sont
également fournis comme le sont les autres
médicaments. Donc, sur ces deux chapitres,
pas de dépenses nouvelles.

La seule dépense que créerait le fonctionnement de ce service consisterait dans les frais
de déplacement du malade. Je suis convaincu
que cette dépense serait minime et d'ailleurs
vite compensée par l'économie réalisée par un
traitement rationnel qui, guérissant le malade
plus vite, entraînerait par suite moins de consultations médicales, supprimerait nombre
d'hospitalisations et, par suite, diminuerait

sensiblement les frais d'honoraires médicaux, de prescriptions pharmaceutiques et de séjour des malades dans les cliniques ophtalmologiques.

Pour mieux comprendre le côté budgétaire de la question, examinons ce qui existe actuellement pour le service d'assistance médicale ordinaire.

Les Conseils généraux, libres d'agir à leur guise, ont organisé leurs services d'assistance selon les deux systèmes suivants connus sous les noms de système Vosgien et de système Landais.

Le système Vosgien est actuellement le plus répandu. Voici en quoi il consiste : le Conseil fixe un tarif d'honoraires médicaux et de prescriptions pharmaceutiques et laisse le malade libre de consulter les médecins qui ont accepté ce tarif.

Ici, rien ne serait plus facile que de fixer un tarif ophtalmologique et de laisser l'ophtalmique libre de consulter les médecins oculistes qui auront accepté ce tarif spécial. Une seule réserve devra être faite qui consistera à adopter, pour limiter les frais de déplacements du malade, ce principe que ce dernier ne sera indemnisé de ses frais de déplacements qu'autant qu'il ira consulter le médecin oculiste le plus rapproché de sa résidence.

Dans le système Landais, le Conseil fixe un taux d'abonnement par tête d'assisté et par an et laisse le malade choisir son médecin au début de chaque année ou lui impose un médecin déterminé.

Ici, pour organiser le service ophtalmologique de l'assistance, le Conseil aurait à fixer chaque année la somme qu'il affecte à ce service. Cette somme serait partagée entre les différents oculistes agréés par le département au prorata des malades soignés après déduction des frais de déplacements et des frais pharmaceutiques.

Il résulte de ce rapide exposé que les Conseils généraux peuvent, sans augmenter leur budget, sans modifier leur système d'assistance médicale, organiser d'une façon spéciale le traitement des ophtalmiques assistés.

Aussi nous vous proposons d'adopter les vœux suivants :

CONCLUSIONS

1° Tout malade privé de ressources, inscrit sur les listes d'assistance médicale ou admis d'urgence, peut, lorsqu'il est atteint d'une maladie des yeux, réclamer les soins d'un médecin oculiste ayant adhéré au Service d'assistance.

Sur la présentation d'un certificat émanant du médecin ordinaire de l'Assistance médicale, ou encore directement dans le cas d'accidents oculaires attestés par le maire ou son délégué, il sera remis par l'autorité compétente à l'assisté un Bon de transport ou le prix d'un billet de chemin de fer lui permettant d'aller consulter un des médecins oculistes dont le nom figure sur la liste des Oculistes adhérents agréés par le Préfet du département.

2° Les ophtalmiques atteints d'affections légères ou nécessitant des opérations de petite et de moyenne chirurgie se rendront dans le cabinet du spécialiste et devront, le jour même, rejoindre leur domicile. Toutes les fois qu'il sera nécessaire, mention sera faite sur la feuille de maladie de la nécessité de se présenter, à une date ultérieure, à la consultation de l'oculiste. Le malade recevra à nouveau à cet effet ses frais de déplacements dans les mêmes conditions que ci-dessus.

3° En cas d'affections légères mais s'étant aggravées, d'affections immédiatement graves ou nécessitant des opérations importantes, le malade, sur le certificat du médecin oculiste, devra être immédiatement hospitalisé. Ce certificat sera visé par le Maire pour les assistés relevant des villes possédant des cliniques ophtalmologiques, et, afin d'éviter tout retard dans l'hospitalisation, par le Préfet ou son délégué dans le cas des malades étrangers à cette ville.

4° Le Conseil général délibère dans les conditions de la loi du 15 juillet 1893 :

1° Sur la tarification des honoraires alloués aux médecins oculistes,

2° Sur le rattachement de toute commune à un ou plusieurs hôpitaux ou cliniques publics ou privés appelés à concourir à l'hospitalisation des ophtalmiques.

5° Les oculistes qui désireront concourir au service ophtalmologique des assistés devront justifier de l'accomplissement d'un stage de deux années dans des cliniques ophtalmologiques officielles ou privées et, de notoriété publique, pratiquer d'une façon spéciale, depuis au moins cinq ans, le traitement des maladies des yeux.

Ils devront adresser une demande écrite indiquant leurs titres au Préfet qui, après enquête auprès du Syndicat des Oculistes, s'il y a lieu, les inscrira sur une liste spéciale qui sera adressée aux Maires du département.

Ces conclusions sont adoptées à l'unanimité par le Comité, et son président, M. Mirman, directeur de l'Assistance et de l'Hygiène publiques au Ministère de l'Intérieur, est prié d'en poursuivre la mise en pratique.

Angers, imp. G. Grassin. — 5240 11